Nyd dit klædeskab

Sådan får du orden og plads til mere

Af oprydningseksperten

Lena Bentsen

Hvorfor jeg har skrevet denne bog…?

Jeg har skrevet denne bog, fordi jeg gerne vil hjælpe dig til at opleve den skønne følelse af frihed, det er at have et klædeskab kun fyldt med dit allerbedste tøj og tilbehør. Fyldt med det, som gør dig til den rigtige udgave af dig selv.

Hvorfor du skal læse denne bog…?

Du skal læse denne bog, hvis du er dødtræt af hver dag at åbne dit klædeskab og ikke vide, hvad du skal tage på, fordi der ikke er ret meget tøj, der føles rigtigt. Hvis du gerne vil vide, hvordan du kan kende forskel på det tøj, der skal gemmes og det, der skal videre, skal du skynde dig at læse denne bog.

Hvad denne bog vil hjælpe dig med…?

Bogen vil hjælpe dig med at sige farvel til tøj med den skønneste samvittighed - og nyde resten. Denne bog er den ultimative guide til at få den mest personlige garderobe, du kan ønske dig, og fremover kun skulle vælge tøj efter humør og lejlighed, fordi alt er 100% dig.

Om forfatteren

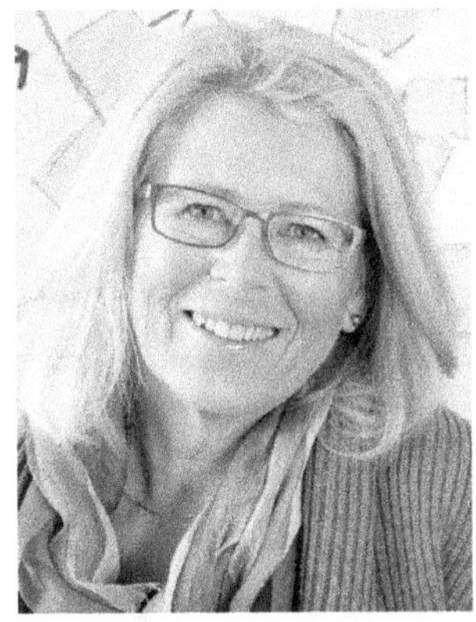

Lena Bentsen er oprydningsekspert og kendt som "The Grand Old Lady" i branchen, da det var hende, der i 2005 startede oprydnings- og organisationsbølgen i Danmark.

Udover at have lært oprydningens svære kunst gennem livets udfordringer er hun uddannet Feng Shui-konsulent, hvorfor hun også både føler og ser de detaljer i et rum, der enten kan give eller forstyrre følelsen af velvære. Hendes tilgang til Feng Shui er udpræget praktisk og dansk.

Lena Bentsen er en kendt forfatter og har skrevet flere bøger om forskellige former for oprydning.

Index

Et forord om rod – og hygge

Den ene gang efter den anden bliver vi danskere udråbt til at være blandt de lykkeligste mennesker i verden, samtidig med at verden endelig har fået øjnene op for, at vores danske hygge er noget helt specielt.

Vi danskere ved jo godt, hvad hygge er. Eller gør vi…? Hygge er mærkelig at beskrive, men kogt helt ned, er hygge det øjeblik, hvor vi er fyldt med glæde, fred og harmoni. Det øjeblik, hvor alt ånder fred, og hvor hverken nogen eller noget truer os. Et fjendefrit øjeblik. Et øjeblik uden plads til bekymringer - kun den dybeste følelse af, - ja - glæde, fred og harmoni.

Her kommer den store hemmelighed: Rod er en fjende, der forstyrrer freden og dermed hyggen! For at opnå tilstanden af fredfyldt hygge er det nødvendigt at rydde op og drage omsorg for dit hjem, som jo i bund og grund er din trygge hule. Det sted, hvor du skal kunne hygge dig i fred.

I denne bog vil jeg hjælpe dig med at blive bedste ven med din garderobe. Hjælpe dig til at vide, hvilket af dit tøj i dit klædeskab du virkelig har det bedst med. Når du ved det og har skilt dig af med dine tøjfjender, vil du også være et stort skridt nærmere orden og dermed have meget nemmere ved at hygge dig.

Et velkommen fra mig til dig

Kære læser af denne bog

Jeg vil gerne byde dig velkommen, fordi jeg ved, at du har købt denne bog, fordi du har besluttet at ændre på noget i dit liv.

At rydde op i dit klædeskab sammen med mig, er ikke bare en simpel oprydning. Efterhånden som du finder dine virkelige skatte i dit klædeskab, vil du også opdage den ægte version af dig selv. Du bliver unik.

Hver dag er du fra top til tå et billede på, hvem du er. Ordsproget "Klæder skaber folk" gælder også for dig. Dit tøj fortæller alt om, hvem du er eller gerne vil være. Tro mig.

Denne bog vil hjælpe dig med at overvinde dine udfordringer med fortvivlelse og frustration, når du står foran din garderobe uden at vide, hvad du skal tage på. Hvilket tøj og i hvilken mængde du har brug for, vil være unik for dig. Kun du ved, hvad der skal til for give dig den store følelse af frihed, og jeg vil med humor og en fast hånd hjælpe dig igennem hver eneste hylde og hver eneste skuffe.

Lad os komme i gang.

Jamen, jeg har altså ikke noget tøj…!

Har du nogensinde tænkt over, hvorfor det kan være næsten umuligt at finde noget tøj, du har lyst til at tage på, selvom klædeskabet bugner? Hvor mange gange har kæresten eller manden svaret: "Det kan da vel ikke være så svært at finde noget med alt det tøj, du har…"?

Nå, ja, ja, nu handler det jo ikke kun om tøj. Der er jo masser af andre ting i et klædeskab, som gerne skulle være med til at skabe os til den bedste udgave af os selv.

Selvom hverdagen godt kan forveksles med almindelig gammeldags trummerum, er der jo ikke to dage, der er ens. Vi klæder os på efter anledning. Og fordi der er rigtig mange forskellige anledninger, vil det stå klart for enhver med et ordentligt klædeskab, at vi selvfølgelig har brug for forskelligt tøj. Meget tøj.

Faren ved at have MEGET tøj til MANGE lejligheder er bare, at vi slet ikke får det brugt så meget, som tanken var, da det blev anskaffet.

En anden fare kan være, at vi egentlig ikke rigtig ved, hvilken tøjtype vi i grunden er. Er vi sådan lidt bohemeagtig, eller måske det var bedre at ligne en forretningsmillion? Men ingen af tøjstilene har holdt. Måske du egentlig er noget helt andet. Måske bare dig selv? Men det kan sørme være svært at vide, hvilken stil man er, og så er der jo ikke andet at gøre end at prøve sig frem.

Der findes mange, der vil hjælpe dig med det for penge. Hus forbi – det er ikke mig.

En tredje fare er moden. Moden har det med at skifte, og hvem vil ikke gerne se ud, som om vi bare følger lidt med. Men det gør jo ikke det tøj, der fulgte gårsdagens mode udsmidningsklart. Og dog. Lige et lille, men meget vigtigt afsnit, som kunne hedde:

Det kunne jo være, det blev moderne igen…!

Jeg ser ufattelige mængder af tøj i skabene, hvor indehaveren med stor fasthed og overbevisning hævder, at moden jo skifter og at det tøj, der var moderne for 10 år siden, vil blive moderne igen. Intet er mere forkert! Moden kommer aldrig tilbage i nøjagtig den samme udgave. Og du er heller ikke den samme udgave 15 år efter. Tro mig.

Glem alt om at gemme tøj med håbet om at retromoden vil retfærdiggøre gemmeriet. Hvis du genbruger det gamle tøj fra de historiske gemmer, vil du ikke ligne andet end – nå ja, undskyld – et levn fra fortiden. Undgå det.

Videre…

Det er med tøj som med så meget andet habengut: Det kommer og går i vores liv. Der er bare en tendens til, at der kommer mere, end der går…!

Og her har vi netop den fjerde fare. Når vi har for meget tøj, har vi heller ikke et klart billede af, hverken hvad vi har eller hvad, vi måtte mangle. En situation, der alt for hurtigt kan føre til impulskøb og klatkøb af tøj, som du tror, du mangler eller tror, vil løfte din garderobe til uanede højder.

Kamp om pladsen

Nu består indholdet i et klædeskab jo ikke kun af tøj. En garderobe består af mange, mange forskellige ting. Vi kommer rundt omkring de fleste af dem her. Måske har du dem allesammen i dit klædeskab, måske befinder noget sig i skabe og skuffer andre steder i dit hjem. Men jeg tror på, at du ved besked. Vi kommer rundt om mangt og meget. Og det kan endda være, at du har noget i dit klædeskab, som jeg slet ikke har tænkt på.

Tøj

Undertøj – strømper – bluser af den ene og anden slags – skjorter – trøjer – cardigans – pullovers – jakker – overtøj – arbejdstøj – fritidstøj – sæsontøj – festtøj – havetøj – malertøj – kjoler – tunikaer – ponchoer – osv.

Accessories

Smykker – ure – tørklæder – tasker – kufferter – bælter – hårting – tøjsmykker …

Sko

Sommersko – vintersko – udesko – indesko – morgensko – aftensko - festsko – fritidssko – højhælede sko – sneakers – skuesko (dem med så høje hæle, at du kun kan stå stille og se godt ud) – skistøvler – badesko – gummistøvler – vinterstøvler… og skotilbehør – skoposer – skoæsker …

Div.

Måske der også i dit klædeskab gemmer sig en symaskine, gavepapir, plakatrør, værktøjskasse, sygrej...

Hvem er du?

For at du kan komme i gang med at kunne udvælge det bedste af det bedste af dit tøj, er vi nødt til at sætte nogle kriterier op for udvælgelse. Du bliver nødt til at se i øjnene, at der er noget – eller meget – der skal ud eller videre i systemet. Der bliver jo ikke mere plads af, at du bare får rettet bunkerne ind og sat skoene på række. Ikke, at du ikke skal gøre det, men det er absolut sidste kapitel.

Når du skal udvælge det tøj, som du vil gemme, skal vi en tur omkring dine egne værdier. Den gamle talemåde: "Klæder skaber folk" er lige så gyldig nu som for 1000 år siden. Uanset om vi vil være ved det eller ej, klæder vi os altid efter de omstændigheder, vi skal være i. Skal du til møde med banken, kommer du ikke i joggingtøj. Skal du på skiferie, har du ikke sommertøj i kufferten. Skal du i skoven, kommer du ikke i stilletter.

Vi tager tøj på, som passer til lejligheden, og udover at det skal være praktisk og passe til situationen, fortæller det også den historie om os, som vi gerne vil fortælle i den givne situation. Nogen siger, at de er fuldstændig ligeglade med, hvad tøj de har på. Det passer ikke. Nogen er måske mere bevidste om, hvad de har på end andre, men ligeglade – det er vi ikke.

Hvis ikke du er klar over, hvilken tøjtype du er, kan det være en rigtig god – og besparende idé – at finde ud af det.

Når du kender din tøjtype, vil du blive sparet for utallige fejlkøb. Meget af det tøj, som du har hængende, kan måske godt føres på fejlkøbskontoen. Det så så fedt ud i butikken, og egentlig ville du gerne tilføre din garderobe noget lidt mere feminint, men det gik ikke helt som forventet. Og nu hænger den der blomstrede sag der på bøjlen og kalder på din dårlige samvittighed – og ærgrelse, hver gang du ser den.

Den er stadig fin, men du får den ikke brugt. Du er bare ikke hjemme i den. I synger ikke den samme sang. I er ikke i harmoni – eller hvad vi skal kalde det, og én ting er sikkert, I bliver aldrig de bedste kærester på jord, fordi I ikke klæder hinanden.

Når du om lidt går i gang med at flænse dit klædeskab, skal du tænke over, hvilken historie du gerne vil fortælle om dig selv.

Påklædning er en personlig sag. Derfor ved kun du hvilket tøj, der er lig med dig. Det eneste jeg beder dig om, er at vælge den højeste fællesnævner. Du skal ikke nøjes, for så mener jeg, at det er bedre at undvære.

Det er bedre at undvære end at nøjes

Når du vælger det tøj fra, der skal gemmes, skal du vælge det bedste. Uanset om det er til det daglige arbejdsbrug, om det er til når der skal males, eller du skal i haven, så skal det bare passe til lejligheden. Historien, du skal fortælle om dig selv, skal være den rigtige. Uanset situation. Og det skal være den bedste historie til lejligheden. Altid.

Fra min egen verden

Jeg kommer tit på Læsø. Læsø er en vidunderlig ø, der ligger så langt fra fastlandet, at livet ganske enkelt har en helt anden kadence her. Tempoet er et andet. Læsøboere har en egen sindighed. Du skal aldrig jage med en læsøbo.

Og nu kommer vi så til det. Fordi Læsø ligger langt væk, fordi du sikkert ikke møder din nabo eller forretningsforbindelser her, og fordi du har ferie, behøver du da ikke møde op i Brugsen og ligne en jubelidiot klædt i, sikkert behageligt, med ualmindeligt grimt tøj. Det kan godt være, at du gerne vil signalere total afslappethed og farvel til civilisationen, men det kan du gøre hjemme i haven ved sommerhuset. Man skal for søren da have respekt for sit eget selvværd og ikke mindst de folk, man møder – uanset hvor! Hvert outfit til sin tid. Selvom det er i ferielandet.

De 100% - dit totale klædeskab

I et ganske almindeligt klædeskab, som ikke har fået den store oprydningstur fornylig, kan vi dele de 100% op i den gode gamle 80/20 regel. Det gælder sikkert også for dit.

Tøj du bruger – det er de 20%
Tøj du ikke bruger – det er de 80%

80% fylder som bekendt 4 gange mere end 20%. Så er der noget at sige til, at det kan være lidt svært at finde de gyldne 20% mellem de 100%?

Rod i dit klædeskab kan have mange årsager. Dit bugnende skab behøver ikke at være overbelastet, fordi du har gemt tøj siden din ungdom. Det kan også godt være, fordi du bare har for meget i forhold til dit forbrug. Fint, brugbart, moderne tøj, men for meget.

De 20%

De 20% er det tøj, du bruger. Altså virkelig bruger. Ikke det tøj, som godt kan bruges, men som du ikke bruger, for så hører det til blandt de 80%. Vær helt klar på den forskel. Bruger eller ikke bruger.

Der er så meget vi kan bruge, men så lidt vi bruger
- og endnu mindre vi har brug for, selvom det er
brugbart!

Tøj du bruger, altså virkelig bruger, kan deles op i 2 kategorier:

1. Tøj du bruger hele tiden – afhængig af sæson
2. Tøj du bruger sjældent – specielle lejligheder

Vi har vores favorittøj. Det, der kører hele tiden - næsten uafhængigt af årstid. Om vinteren får blusen lige en cardigan og et tørklæde på, og om sommeren kører den samme bluse – bare sat sammen med noget andet.

Tøj, du bruger sjældent, kan være det mere pæne til rigtige fester, eller lejlighedstøj som til skiferien eller når der skal males. Det er jo stadig tøj, du bruger, men bare bruger sjældent. Det skal selvfølgelig ikke afholde dig fra at kigge kritisk på det, når nu det alligevel kommer ud i dagslyset.

Det var de 20%, og de udgør som sådan ikke noget problem – udover, at de gemmer sig.

De 80%

De 80% er det tøj, du ikke bruger. Husk, at det er dig, vi taler om her. Det er her, du skal stille skarpt på tøj, du ikke bruger. Årsagen er fuldstændig ligegyldig nu. Det handler blot om, at det er tøj, du ikke bruger.

I afdelingen for tøj, du *ikke* bruger er der også kun to kategorier:

1. Tøj, der er brugbart
2. Tøj, der ikke er brugbart

Længere er den heller ikke her.

Har du f.eks. givet for mange penge for en sag, du alligevel ikke blev bedste venner med, ja, så er skaden jo sket, og du bliver hverken rigere eller smukkere af at gemme herligheden et år mere.

Brugbart tøj er tøj, der kan bruges af andre, men ikke bruges af dig og kan være

- Tøj, der er blevet umoderne, men som stadig er pænt og nydeligt
- Tøj, der var lidt for dyrt i anskaffelse, og nu kvier du dig ved at skille dig af med det
- Tøj, der ikke har den rette pasform mere. Årsag kommer vi ikke ind på her…
- Tøj, du bare har alt for meget af, så du ikke kan nå at bruge det
- Tøj du blev fristet til at købe, men aldrig har brugt. Det var ikke din stil – alligevel

Ikke brugbart tøj, er tøj, der hverken kan eller skal bruges af andre og kan være

- Tøj, der er gået i stykker, men som du aldrig har fået repareret
- Tøj, der ikke er pænt mere pga. slid eller en genstridig plet
- Tøj, der er blevet vasket for mange gange – og måske vasket forkert
- Tøj, der har mistet makkeren – som f.eks. strømper
- Tøj, der lugter

Lidt forberedelse

Inden du går i gang, er du nødt til at forberede dig. Du skal have gjort et par indkøb. Beklager, ikke nyt tøj. Ikke lige nu i hvert fald, men lidt praktiske foranstaltninger.

Affaldsposer

Du skal købe rigeligt med affaldsposer af den slags, man bruger i din kommune. Og jeg mener virkelig RIGELIGT. Ikke fordi det hele skal ud, men fordi du får brug for dem.

Du får brug for poser til

- Tøj, der skal videre til genbrugsbutik
- Tøj, der skal videre til genbrug/salg
- Tøj, der skal smides ud

Labels

Til markering af poserne skal du købe nogle klistermærker/labels i en rigelig størrelse, der er til at få øje på. Når poserne er pakket og lukket, skal du nemlig med det samme kunne se, hvor posen skal videre til.

Det kan bare være hvide labels, hvor du sætter et stort farvet kryds afhængig af, hvor posen skal hen, eller skriv stort og tydeligt så det kan ses, hvem modtageren er.

Glem alt om post-it sedler. De falder af, og hvis du lægger dem i sækken, har de alt for hurtigt gemt sig i tøjet.

Poser skal videreekspederes så hurtigt som overhovedet muligt. Hellere køre en gang ekstra, end risikere, at poserne gror fast igen.

Et lille tip

Når du skal lukke en pose, så bred toppen af posen ud til siderne, så du kan rulle den sammen oppefra og nedefter i sin fulde bredde. Når den er rullet godt sammen, tager du fat i de snipper, der nu stritter ud til siderne og binder en dobbeltknude. Denne knude kan du holde fast i med én hånd og bære posen som en taske. Du kan endda bære to på en gang.

Det er meget bedre for din ryg at bære poser på denne måde, end hvis du bare slog en knude uden at rulle posen sammen. Det giver et dårligt greb.

Opbevaringskasser

Du får måske også brug for nogle opbevaringskasser. Nogle gode, ens, solide, firkantede kasser, men vent med at indkøbe disse kasser, til du kender dit behov. Kasserne skal du bruge til at gemme sæsontøj væk i. Mere om det senere.

Så:

- Affaldsposer (mange)
- Labels (store)
- Opbevaringskasser (vent)

Tiden er inde

Kunsten er nu at finde ud af hvilket tøj, der skal i hvilke kategorier. Hvis det var så nemt, havde du sikkert allerede ryddet op i klædeskabet…

Mit gode råd er, at du skal snakke med dit tøj. Jeg ved godt, at det både lyder barnligt og vil lyde lidt pudsigt, at du står der og får en god snak med en sæt undertøj, men det gør en forskel at få sat ord på, du selv kan høre.

Når du har vænnet dig til at fokusere på hvert stykke tøj for sig, behøver du ikke at holde en lang snak hver gang. Du vil lynhurtigt kende svaret, men start med at komme på bølgelængde med sagerne og få en snak. Selvfølgelig vil der være noget tøj, som du med det samme kan hive af hylden eller af bøjlen og lægge i den rette pose, men der vil også være meget, som du vil være i tvivl om.

Du har jo meget i dit skab, som du er glad for, men det er ikke det samme som, at du bruger det. Eller nogen sinde vil komme til det. Men tiden har bare ikke været inde til at blive konkret og se på det med beslutsomhed i øjnene. Tiden er inde nu! Du skal nu i gang med at snakke med dit tøj, så du er sikker på svaret.

Hvornår har jeg sidst brugt dig?

Det kan godt være, at du står med den lille fikse nytårskjole i hånden, og det er klart, at du kun bruger den ved meget sjældne lejligheder. Men du er nødt til at være ærlig. Hvis det nu er 5 år siden, at den sidst blev luftet, så er der måske en årsag til det.

Har jeg lyst til at have dig på igen?

Det kunne jo sagtens være, at du er kommet til at erstatte den med en ny og smartere model, men da I har haft så mange gode oplevelser sammen, er den blevet hængende. Man har vel respekt for historien, men…

Er du én, jeg bare bruger, eller er du bare brugbar?

Måske tiden er inde til at sige farvel og tak. I har haft et langt liv sammen, men er vokset fra hinanden. Måske er det størrelsen, måske moden – I har bare ingen fælles fremtid mere.

Hvad tilfører du mig af værdi?

Det kan da godt være, at kjolen både er pæn, ny, dyr og smart, men hvis du bare ikke føler, at du er din vægt værd i guld med den på, må jeres veje skilles.

Vil jeg bruge tid eller penge på at reparere?

Der skal ikke gå meget i stykker, før en ting får lov til at hænge. Det kan godt være, at det var dine yndlings cowboybukser, at lynlåsen røg i, men de bliver aldrig de samme igen – selv med en ny lynlås.

Hvor længe har du hængt her?

Man kan godt blive forbavset over, hvor gammelt noget af ens tøj egentlig er. Tøj, der bare har fået FOR mange chancer.

Hvor mange har jeg brug for?

Det kan godt være, at du her kommer til at skille dig af med noget tøj, der endda kan været nyt, men du har bare for meget – eller for mange.

Hvor mange jeans har du brug for? Hvor mange T-shirts? Hvor mange sorte ankelsokker? Vælg de bedste fra og gem dem.

Hvor meget klædeudtøj skal der gemmes til børnebørnene?

Mon ikke vi næsten alle sammen som børn har nydt at gå på opdagelse i mormors klædeskab og føre os frem som fine damer? Helt fint, god oplevelse, men der er jo ingen, der siger, at dit klædeskab derfor skal være en veritabel teatergarderobe til ære for børnebørn, der kommer og klæder sig ud, måske en gang hvert andet år. Her får du måske og kun måske brug for én af gemmekasserne.

Sådan gør du

Tag en hylde ad gangen og tænk i første omgang kun i de 2 kategorier:

Bruger eller bruger ikke.

Når du kun tager 1 hylde ad gangen, kan du overskue processen. Det kan godt være, at tøjet skal omorganiseres bagefter, men det tager vi til den tid.

Du er nødt til at være hamrende ærlig

Tag en bunke med bluser ud. Tag en bluse ad gangen.

Når du går i gang med at snakke med dit tøj, skal du med det samme tage en beslutning om, hvor det skal hen. Du ved jo godt, om det er noget, du bruger eller ej. Glem alt om dårlig samvittighed. Lad også være med at bilde dig selv ind, at du nok godt kan bruge den bluse, men at du faktisk havde glemt, du havde den. Det er bare endnu en dårlig undskyldning. Hvis du ikke har brugt den, er der en årsag til det.

Lige nu handler det om at få ryddet både op og ud. Husk, det handler om 'bruger' eller 'bruger ikke'.

Træf en hurtig beslutning. I det øjeblik du står med tøjet i hånden, skal du mærke efter, hvad der på et splitsekund sker inde i dig. Hvilken følelse mærker du? Ikke når du mærker efter, for så er du allerede i gang med at rationalisere, men lige her og nu. Er i bedste venner? Hvis I først skal til at arbejde på forholdet, er det allerede for sent. UD.

OBS! Benyt også lejligheden til at være lidt kritisk. Det kunne jo godt være, at netop den højt elskede T-shirt godt kunne trænge til en afløser. Skønhed varer ikke evigt.

Husk, det handler om højeste fællesnævner
– du fortjener det bedste!

Alt det tøj, som du med 100% sikkerhed ved med dig selv, at du bruger, lægger du pænt sammen og retur på hylden.

Ned i detaljen

Indtil nu har vi kun talt om tøj som et generelt begreb. I det følgende går vi virkelig i detaljer og fokuserer på det enkelte stykke, uanset om det så er tøj eller ting.

Undertøj

Gå alt dit undertøj igennem og gem kun det bedste. Glem alt om bh'er, der har for mange år på stropperne. Det er fint nok med alle undertøjssættene, men trusserne bliver jo nu engang vasket oftere end bh'en. Ligger der for mange bh'er i sjove farver uden trusser?

Strømper

Sorte ankelsokker koster ikke en krig. Ud med alle dem, der ikke er for kønne mere.

Hvordan ser dine nylonstrømper ud? Både de halve og de hellange. Findes makkeren stadig?

Strømpebukser? Og de lidt grovere? Er de nulrede i foden? Misfarvede?

Cardigans, trøjer, pullovers

De holder ikke evigt. Gem kun de aller-, allerpæneste af dem du bruger. Dem, der ikke er blevet nulrede af vask og som har alle knapper i behold.

Skjorter, tunikaer

Hvor mange har du brug for? Gem kun de bedste. Forestil

dig, at du skulle af sted på 14 dages tur og du skulle vælge 6 ud. Hvilke ville du gribe efter?

Sæsontøj

Det er jo heller ikke alt tøj, der bliver brugt hele året rundt. Noget tøj kører ret godt, uanset om det er sommer eller vinter, det er bare tilbehøret, der veksler. Men vi har også tøj, der decideret hører en årstid til.

Lav dig en kasse til opbevaring af sæsontøj. Hvis du har en god solid reol i kælderen, så brug flyttekasser. En stor opbevaringskasse af plastik går også an. Du skal bare kunne skrive på den, at der er sæsontøj i. Det skal jo ikke være nogen gættekonkurrence at finde den rette kasse igen om et halvt år.

Når tiden er inde, enten den ene eller den anden vej, skiftes indholdet ud. Inden du hælder i kassen, skal du huske at spørge kjolen, om I skal ses igen til næste sæson. Ellers ud.

Skitøj

Skitøj hører selvfølgelig også til sæsonafdeling. Lav også en kasse specielt til alt det tøj, der hører til her. Husk at skille dig af med skitøj, du ikke bruger mere. Det er sjældent slidt, så giv det til genbrug.

Det lille tip

Skijakker og -bukser har det med at fylde ret meget. Rul det meget fast sammen og træk derefter en frostpose af passende størrelse nedover. En 2 eller 4 liters pose plejer at være passende. Arbejd bare lidt med sagen. Det lønner sig.

Du kan næsten få en skijakke til kun at fylde en femtedel. Brug også tippet, når du skal pakke til skiferien. Skriv evt. på posen, at her skal skibukserne være i.

Sportstøj

Måske du var cykelentusiast for et par år siden, men så skiftede interessen. Jeg ved godt, at alt grejet inkl. tøj kostede kassen, men der er jo en årsag til, at du stoppede med passionen.

Arbejdstøj

Nu tænker du måske, at du jo ikke behøver at se særlig ordentlig ud, når du går i haven eller skal male. Helt OK. Men det har også sin begrænsning. Selv malertøj kan gå hen og blive for umoderne. Det kan da godt være, at du stadig kan passe de cowboybukser, du malede i for 10 år siden, men selv malertøj må godt udvikle sig lidt i forhold til moden. Trods alt. Og hvor meget har du brug for?

Jakker

Hvordan ser det ud med jakker? Jakker bliver ikke slidt ret meget, og det kan godt være lidt svært at sige farvel til dem. De har jo som regel kostet en del. Men det bliver jakken jo hverken kønnere eller mere moderne af. Til genbrug med dem.

Det afslørende trick

Når du nu har været hele herligheden igennem, så brug det lille trick med at vende alle bøjlerne om, så krogen vender den anden vej – den forkerte vej. Når der så er gået et halvt år, kan du tydeligt se, hvad du har brugt, og hvad du slet ikke har brugt. Og dermed, hvad der skal ud.

Bøjler

Når nu vi er ved bøjler, så tag lige et kig på bøjlesortimentet i dit klædeskab. Jeg har i min tid set klædeskabe med langt mere end 50 forskellige bøjler på stangen. Helt ærligt – det er ikke noget kønt syn. Bøjler koster ikke alverden, og det vil give dig en helt anden ro og tilfredshed at skue hen over en bøjlestang med ens bøjler på. Køb rigeligt, og køb bøjler med 'runde skuldre'. Det behøver ikke at være habitbøjler, men bare plastikbøjler, der runder i enderne, så du undgår 'dutter' i jakkerne. En grim 'dut' kan hurtigt flytte en jakke til 'bruger ikke-bunken'. Og selvom habitbøjler er sunde for jakkesættet, så fylder de ret meget.

Foldeteknik

Hvad hjælper det at få trimmet dit klædeskab fra 100 til 20%, hvis det hele bare ligger og roder på hylderne?

Tøj skal lægges ordentligt sammen

Brug et bord når du lægger tøj sammen efter vask. Tøj, der er foldet i luften, vil aldrig være skarpt i kanten og vil derfor se brugt ud, inden du overhovedet får det på. Det øger ikke brugsværdien.

Rent tøj foldes i baner og lægges pænt på hylden. Strømper parres og lægges ordentligt sammen. Det sparer dig for masser af tid, når du om morgenen skal finde 2 ens.

Knap den øverste knap i dine skjorter, når de hænger på bøjlen. Det gør flippen meget pænere.

Brugt, men ikke snavset tøj

Tøj kan sagtens bruges flere gange. Fordi du har haft en bluse på et par timer, er det ikke det samme som, at den skal til vask. Ved lidt fornuftig genbrug skåner du både tøjet, din pengepung og miljøet.

Alligevel er det rart at kunne kende forskel på rent og lettere brugt tøj. En bluse, der kun er lidt brugt og sagtens kan bruges igen, lægger du sammen ved at folde den på midten i længderetningen. Altså ikke som en ren, hvor ærmebanerne foldes ind mod midten.

Ved at benytte en anden foldeteknik til tøj, du har haft bare lidt på, kan du altid se, om det er en helt ren eller ikke helt ren bluse, du har på hylden.

Sko

Ja, det måtte jo komme… Hvordan ser skoafdelingen ud?

Her skal du være meget, meget kritisk. Sko, der er gået til gennem år, er jo herlige at have på; men hvor kønne er de? Sko har det med at blive hængende ved længere, end godt er. Du ved jo godt, hvilke du helst vil gå i. Alle sko bliver ikke yndlingssko, og selvom det er dine yndlingssandaler, er det ikke sikkert, at de stadig er lige kønne at se på. Her skal du virkelig være skarp på spørgsmålene. Snak med dine sko, og gem kun de bedste. Husk også sæsonparkering her. Væk med vinterstøvlerne indtil næste gang, det er tid for dem.

Smykker

Smykker er heller ikke moderne til evig tid.

Ting, som vi har båret meget tæt på kroppen, har vi sværere ved at skille os af med. Specielt smykker. Og det er næsten lige meget om det er dyre eller billige smykker. De hænger bare ved, og de bliver ikke slidt op.

Hvis du har smykker af værdi, men som du ikke bruger mere, så overvej at sælge dem. Er du så heldig, at de er af guld, kan der endda være en pænt økonomisk gevinst at score ved salg efter vægt.

Vælg at give de mindre værdifulde smykker til genbrug. Selv ligegyldige plastiksmykker kan være guld for en, der skal til 80'er fest og er på jagt i en genbrugsbutik efter remedier.

Tørklæder

Det er lidt det samme med tørklæder. De er heller ikke nemme at sige farvel til – og de bliver heller ikke slidt op. Men det er ikke det samme som, at vi skal gemme dem til evig tid – eller til, der kommer en mølfamilie forbi og træffer beslutningen for os.

Fordi det har pyntet engang, er det ikke det samme som, at det stadig pynter. Tillad dig selv lidt fornyelse.

Tasker

Tasker er som regel også lavet af et rimeligt solidt materiale. I hvert fald dem, vi ikke allerede har smidt ud.

Gem kun dem du har brugt inden for det sidste år. Resten kommer du nok alligevel ikke til at bruge. Giv dem til genbrug, hvis standen tillader det.

Hvad du gør med tøj, du ikke bruger

Du har forhåbentlig nu en kæmpebunke af tøj, som ikke slap igennem 'bruger'-nåleøjet.

For tøjet i denne bunke er der igen kun 2 kategorier:

1. Genbrug
2. Ud

Vi skal lige være helt klare på, at tøj, der ryger i genbrugskategorien, skal være rent og helt. Det må ikke kræve reparationer af modtageren – uanset, hvem det er. Der er sikkert en årsag til, at du ikke selv har fået repareret det i tide…

Genbrug

Tøj, der er velegnet til genbrug er

- Tøj, der skal videre til en genbrugsbutik
- Tøj, der skal videre i familie- eller vennekredsen
- Tøj til videresalg

Nu lægger du alt det, der skal genbruges, ordentligt sammen og i poser med tydelig angivelse af destination på. 'Genbrug', 'søster', 'Trendsales'…

Husk, at det er forbudt at eksportere dit rod til andre. Hvis du vil give noget videre til venner og familie, skal du have deres ægte samtykke, før du står med posen i døren! Du må under ingen omstændigheder aflevere en pose med ordene: "Du kan bare lige se, om der er noget, du kan bruge, og så smid bare resten ud. Jeg skal ikke have det tilbage".

Eksport af rod er strengt forbudt!

Ud-afdeling

Tøj, der er havnet i denne bunke, skal du ikke kigge for meget på. Bare UD. Kast det gerne i en tøjcontainer, da det så vil blive genbrugt – uanset stand, da det ikke brugbare bliver flænset og genbrugt i anden udgave.

Organisering og opbevaring

Tiden er nu inde til at kigge på gode løsninger til at opbevare dine klædeskabsting. Der er selvfølgelig mange løsninger lige fra enkle hylder til et top designet skab, hvor intet er overladt til tilfældighederne.

Højst tænkeligt har du et helt almindeligt skab. Det har de fleste af os. Og det skal du ikke være utilfreds over. Nu skal du bare have det bedste ud af det.

I det følgende må du plukke af de løsninger, du bliver præsenteret for, og bruge det, der føles bedst for dig.

Skab og hylder

Organiser nu dit tøj så bukser hænger sammen, skjorter hænger sammen, kjoler hænger sammen osv.

Organiser også dine hylder, så toppe uden ærmer ligger i samme bunke, T-shirts i samme bunke, langærmede bluser i samme bunke. Og læg det så i pæne, lige stabler. Samtidig med, at det nemmere at finde den rette sag, må der også gerne være noget pænt for øjet, når du skuer ind over din nyvundne orden.

Sko

Der findes et hav af forskellige løsninger til opbevaring af sko. Langt de fleste kræver en vis portion tålmodighed bare at bruge. En tålmodighed, som langt fra er tilstede hos de fleste skobrugere. Men hvis du orker at stå og putte skoene i lommer, hver gang du tager dem af, er det jo en fin løsning for dig.

Hvis du hører til dem, der sparker skoene af ind i bunden af klædeskabet, så sæt et lille bræt, 7 cm. i højden er nok, op i gulvhøjde, så skoene ikke vælter ud på gulvet, eller sætter sig i klemme i skydedøren. Eller sæt en stor, men lav kasse/kurv ind i bunden af dit skab.

Hvis du har en passende væg, så sæt nogle lange hylder op, der passer til din skostørrelse.

Hvis du har en udvendig skabsgavl, eller igen en passende væg, kan du sætte en IKEA Bygel stang op og lade dine fine højhælede sko hænge i hælen og pynte.

Festskoene gemmer du selvfølgelig i fine kasser. Evt. med vindue i.

IKEA har også glimrende smalle skabe til at hænge på væggen til opbevaring af sko. Men det er igen ikke den hurtige løsning, da skoene skal placeres i vippeskuffen. Kan du leve med dem, hænger du jo fint i en smal entré, og det er jo også tit her, skoene ryger af og på, så måske tiden er inde til at flytte skoene ud af klædeskabet. Det vil også højne indeklimaet i klædeskabet…

Hvis du har plads til et skab, hvor dybden kun er 40 cm, kan du sætte hylderne tæt og få plads til masser af sko. Køb et i 60 cm bredde og sæt det evt. med bagsiden mod dit klædeskabs gavl.

Eller hvis du har et uudnyttet hjørne mellem to skabe, så fyld det ud med hylder til sko.

Det gode råd.

Køb en Scholl Shoe Fresh til at løfte indeklimaet i dine joggingsko – og i skabet.

Undertøj og strømper

Gør det nemt for dig selv. Mange klædeskabsproducenter laver skuffer med rum i. Fine rum, hvor det er meningen, at der kan ligge et nydeligt sæt undertøj eller lignende. Jeg synes, det er en glimrende løsning – HVIS BARE DU HAR TÅLMODIGHED TIL AT BRUGE DET. Ellers er det ikke den mindste smule smart.

Hvis det passer ind i din skabsløsning, så anskaf dig nogle plastikkurve/kasser af en slags, du kan trives med, og læg trusser i en, bh'er i en anden og strømper i en tredje og fjerde. Det gør det meget nemmere for dig at rydde op og lægge på plads.

Pas på, at du ikke overorganiserer.
Livet skal være nemt.

Slips og bælter

Her kommer vi lidt ind i herreafdelingen, men lidt orden i gemalens gemakker er vel også på sin plads.

De før nævnte rumdelere er derimod helt fantastiske til slips og bælter. Der findes mange fine slipsebøjler, og hvis de passer til din tålmodighed er det jo glimrende. Ellers er det lynhurtigt at rulle et slips sammen og lægge det i skuffen.

Bælter, så er vi på fælles bane igen. Bælter er også helt fine at lægge i disse rum. IKEA har endda nogle fine hvide bokse, der kan passes ned i de fleste skuffer.

Eller hæng bæltet på en bøjle ved at trække bæltespændet over bøjlekrogen. Hvis du kan sætte en knagerække op, er den også fin til bælter.

Smykker

Det findes en vældig masse himstregimser, man kan bruge til at hænge armbånd og halskæder på. Et 'jewellery dress' set på www.containerstore.com eller en god gammeldags strømpeorganiser med masser af lommer, som hænger på en bøjle er også glimrende løsninger til opbevaring af smukker i skab, da det ikke fylder ret meget, men rummer voldsomt.

Ørestickere og ringe

Til de små ting som ørestikkere og ringe kan jeg anbefale chokoladeæsker. Ja, du læste rigtigt. De æsker, der er inddelt i små bitte firkantede rum. Hvis du er heldig at få en æske af de rigtig lækre chokolader foræret, er det tit i en æske, hvor der endda er klart plastik i låget. Ellers bruger du bare æsken uden låg.

Tasker du bruger hver dag

Her skal vi igen have fat i en væg i passende størrelse og en stang. F.eks. igen Bygel fra IKEA.

Desuden skal du bruge et antal kroge. På med krogen, på med tasken.

En stor, rummelig kurv kan også være hjemsted for tasker.

Tip til opbevaring af tasker

Tasker du bruger sjældnere opbevares bedst i tasker. Pak dem indeni hinanden eller læg dem i den store kurvetaske, du købte sidst, du var i Frankrig. Eller i din weekendkuffert.

Det fulde overblik

Nu skulle du gerne have fået trimmet dit klædeskab, så det dit øje nu falder på, er det bedste af det bedste. Det tøj, som er dig. Det tøj, som fortæller den rette historie om, hvem du er.

Du vil nu have så meget overblik over dit tøj, at du også kan se, hvis der er noget, der mangler.

Skulle der være et par huller, er der jo råd for det, nu hvor du har taget det fulde herredømme over din garderobe. Ingen overflods- eller fejlkøb mere.

Øv, hvorfor smed jeg det ud

Jo, det vil komme, at du tænker, hvordan i alverden kunne jeg da finde på at skille mig af med den lækre nederdel? Hør godt efter: Det kunne du, fordi du, nu hvor du ikke har den foran dig, husker den som den så ud i sine velmagtsdage – og ikke som den så ud, efter at du havde brugt den i 5 år og havde vasket den igen og igen – og den sidste af gangene ikke helt så heldigt.

Vi glemmer fakta. Vi glemmer, at også vores tøj blev ældre, når vi ikke har det foran os mere. Så, jo, du vil komme til at stå i situationen, hvor du fortryder, men stol på, at du traf den rette beslutning, da du sagde farvel til den nulrede kameluldstrøje efter lang og tro tjeneste.

Orden der holder

Så langt så godt, men tro ikke, at alt er gjort, bare fordi du har sorteret dine ejendele. Fordi, at rydde op og at holde orden er to forskellige ting, men for at du ikke skal havne samme sted igen, er der lige et par vaner, du skal have justeret.

"Rod er som ukrudt. Hvis det ikke holdes nede,
breder det sig."

Det er klart, at der er nogle rutiner i dit daglige liv, som du bliver nødt til at ændre. Den gode nyhed er, at det ikke gør ondt og ikke er så svært, som du måske tror. Du skal bare tænke lidt anderledes. Meningen er jo, at du fremover kun skal have det bedste af det bedste i dit klædeskab – kun tøj og ting, som du virkelig er i samklang med.

Fra nu af skal du, hver gang når du er ved at købe noget nyt, tale med det før du hiver dankortet frem. Det gyldne spørgsmål er: Vil vi to være bedste venner for evigt? Hvis svaret ikke er et højt og tydeligt "JA", er I ikke skabt for hinanden. Det eneste du så skal gøre, er at sige farvel og gå videre.

Hvis du derimod kan mærke, at lige netop det her vil være noget, du vil gribe ud efter som det første i år frem, er det bare med at slå til – næsten uanset pris. Du vil med garanti opleve, at med bare denne lille snak vil impulskøb ikke belaste budgettet, men at du derimod får råd til det, du virkelig gerne vil eje og bruge mange år frem, fordi du nu vælger med hjertet og ikke klatter pengene væk.

Sådan holder du orden i din garderobe

Orden er ikke en naturlig tilstand i din garderobe. Det er op til dig at holde din nye orden i en meget kort snor, og aldrig lade ligegyldighed tage over. For så har vi balladen.

Hver eneste ting i dit klædeskab er en del af dig, og skal have omsorg – og sig mig en gang, hvem i verden fortjener mere kærlighed og omsorg end dig? Hver gang du rører et stykke tøj, rører du dig selv.

Når du lægger tøj på plads, skal du tage dig pænt af det og folde det ordentligt. Hvis du bare smider det et tilfældigt sted, vil du aldrig gribe efter det som førstevalg næste gang. Ting, der ikke får omsorg bliver lynhurtigt uinteressante.

Hvordan du holder orden overalt for evigt

Den bedste måde at holde orden på i din garderobe, eller hvor som helst, er at lukke cirkler bag dig.

Forestil dig, at hver opgave, du udfører, uanset hvad, kører i en cirkel. Du starter et sted og slutter på samme sted. Du tager tøj ud af skabet, bruger det, tager det af, lægger det til vask, og så tilbage på hylden igen. Cirklen er sluttet. Hver gang du afslutter en runde, skal alt være tilbage på plads, klar til en anden runde. Nogle cirkler overlapper hinanden, men de har stadig deres eget liv. Alle cirkler er gøremål, opgaver eller projekter i en lukket cyklus. De har altid en start og en slut.

"Sørg for altid at efterlade orden i dit spor"

På denne måde kan du i høj grad reducere den tid, du bruger til at rydde op efter dig selv. Du kan bedre investere din tid, fordi du ikke vender tilbage til rodet to gange eller ti gange, før du er færdig med oprydning.

Jeg ved godt, at det lyder enkelt, og det er det også, når bare du husker hele tiden at lukke cirklen helt – hver gang du er færdig med noget. Ikke noget med at smide blusen på stolen. Den skal på plads i skabet med det samme. Hvis ikke du gør det, vil det være en åben cirkel, der hele tiden kalder på dig for at blive lukket. En opgave på din usynlige to do-liste.

Hvordan du passer på dine skatte i skabet

Der er kun dig til at passe på dit tøj, og alt skal være i perfekt orden. Hvis du taber en knap, skal den sys i så hurtigt som overhovedet muligt. Hvis ikke du gør det, vil din yndlingscardigan meget hurtigt blive forvandlet til et stykke tøj, der har ramt udløbsdatoen.

Det gælder også om at passe og pleje dine sko. Beskyt dem mod regn og snavs med lidt imprægnering. Dine sko vil elske dig for det.

Hvordan du spotter udløbsdatoer

Alt har en udløbsdato. Jeg mener virkelig alt. Ikke kun varerne fra Netto. Nogle ting har vi et livslangt partnerskab med, hvor udløbsdatoen vil være den samme som vores egen. Fred med det. Værre er det med vores rod, hvor langt størstedelen sandsynligvis for længst har overskredet grænsen. Langt størstedelen af rod, er ting vi ikke bruger mere, og hvis det er tilfældet, er det jo ting, der ikke mere gør gavn i vores liv. Vi har ikke en fælles vej længere, og det er på tide at skilles ad.

Når du og dine jeans ikke passer sammen mere, har de nået udløbsdatoen, og du skal slippe dem. Ud.

Bonusafsnit om dyner og sengelinned

Engang var dyner endda meget dyre og mange har sikkert ligefrem oplevet at overtage dyner fra andre. I dag fås dyner i mange kvaliteter, men en virkelig god dyne koster stadig en del. Bruger du din aflagte dyne som gæstedyne? Sjovt nok bor gæstedyner tit på øverste etage i klædeskabet.

Hvis du har ekstra dyner liggende i topdelen af skabet, så køb de taskeposer som bl.a. Søstrene Grene har. Dem med hanke og lynlås. Men du skal kun købe den lille i ca. 30 x 10 x 40cm. Den er rigeligt stor til en dyne, når den bliver rullet og komprimeret godt, inden den kommer i posen. Fordelen ved denne pose er, at dynen ikke udvider sig mere, end posen tillader. Jeg kender godt den med den sorte sæk og støvsugeren, men den holder ikke. Et lille bitte hul i posen – og dynen fylder posen ud. Desuden er faconen ikke særlig praktisk.

Og så bliver jeg lige nødt til at fortælle, at husstøvmider jo lever af vores døde hud. De sultne mider dør kun ved høj varme, 60°. En varmegrad som en rensning ikke byder på. Vælger du selv at vaske dynen ved så høj temperatur at kræet dør, vil resultatet alligevel nu kun være en dyne med nyvaskede husstøvmider. De sidder stadig i dynen, om end nu i en død udgave. Uarghh.

Hvis din gæstedyne er en af dine egne aflagte dyner, så skil dig af med den for din og dine gæsters skyld. I dag er det mest brugt, at man som gæst selv medbringer sengetøj, men skulle du alligevel have brug for en, så køb en ny, der kan vaskes. Og und også dig selv en ny frisk dyne en gang i mellem – i hvert fald mindst hver 5. år...

Sengelinned

Hører du også til typen, der ikke kan gå i IKEA uden at komme hjem med nyt sengetøj? Her har vi balladen: Sengetøj bliver ikke slidt op, og så er det jo for godt til at blive smidt ud...

Ja, men hvor mange sæt har du brug for? Hvor tit har du horder af overnattende gæster, som ikke har fundet ud af, at man selv har sengetøj med. Nej vel?

Sådan får du glat sengetøj

Hvis du tumbler dit sengetøj, så tag det ud, mens det stadig er lidt fugtigt. Læg det halvt sammen, pænt. Hæng det over tørresnoren og glat det med hånden. Når det er tørt, lægger du det helt sammen. Igen pænt. Det er nu engang meget mere lækkert at komme i en ren seng med lækkert sengelinned, som har fået lidt omsorg.

Hvis du tørrer sengetøj udenfor i frisk luft, herligt, så hæng det til tørre, når det er rigtigt godt blæsevejr. Og læg det så sirligt sammen.

Lidt opsummering

- Tal med dine ting.
- Der er så meget, du kan bruge, men så lidt du har brug
  for.
- Husk det handler om at minimere – ellers er du lige vidt.
- Du skal ikke nøjes – så hellere undvære.
- Gem kun det bedste.
- Ting og tøj bliver ikke mere moderne af at blive gemt.
- Du må ikke eksportere dit rod til andre.
- Læg tøjet ordentligt sammen.
- Hvor mange har du brug for af én slags?
- Hvem gemmer du for? Dig selv eller andre?
- Brug sæsonopbevaring.
- Luk cirkler.
- Tjek udløbsdatoer.

Ved vejs ende

Du skulle nu gerne have fået en masse gode tips til at komme i gang med at få sat skik på dit klædeskab, så du på et øjeblik kan finde de 20% guld, som slet ikke gemmer sig mere.

Nyd, at du fremover ved, hvad du har i dit klædeskab, så du på et splitsekund kan afgøre, om du nu også mangler denne herlige ting, når du står med fristelsen i en eller anden forretning. Hvad vil den passe til? Mangler jeg den? Og køb så noget rigtigt lækkert, når du ved, at det er lige præcis det, du gerne vil have.

Du fortjener det bedste!

Tak

Tak fordi du læste med hele vejen. Jeg håber så inderligt, at jeg har fået åbnet dine øjne for dine mange skatte i dit klædeskab. Om ikke andet, så skulle du gerne have plads til at fylde alle tomrummene ud med noget, du virkelig holder af.

Hvis du trænger til mere inspiration så husk, at jeg har skrevet mange flere bøger, som med garanti vil kunne hjælpe dig på vej. Du finder dem alle på www.amazon.com.

Kig mere på www.farvelrod.dk, hvor du også kan tilmelde dig mit nyhedsbrev med tips og tricks. Du starter endda med at få et gratis kursus i oprydning.

Held og lykke fremover – og husk, at du fortjener det bedste.

Lena Bentsen

Andre gode danske bøger af Lena Bentsen

- **Farvel rod - Hej frihed**. Sådan får du orden i dit hjem
- **Nyd din flytning**. Sådan rydder du op, minimerer, gør salgsklar, sælger, finder nyt og flytter – med godt humør
- **Jul uden stress**. Sådan overlever du december
- **Nyd dit skrivebord**. 5 trin til system og overblik
- **Nyd din hverdag**. 5 magiske cirkler til en sjovere hverdag
- **Nyd dit køkken**. 5 trin til nem orden og overblik

På engelsk

- **Goodbye Clutter, Hello Freedom**. How to create space for Danish Hygge and Lifestyle by cleaning up, organizing and decorating with care
- **Enjoy Your Wardrobe**. How to declutter and discover your treasures

Alle titler kan købes på www.amazon.com som både e-bog og som papirudgave.